DE LA

TUBERCULOSE

DE LA RÉGION ANO-RECTALE

Par Armand CLAROU

DOCTEUR EN MÉDECINE

Interne des Hôpitaux de Nimes (concours Janvier 1886)
Professeur adjoint d'Accouchements à la Maternité du Gard.

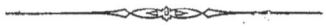

MONTPELLIER

TYPOGRAPHIE ET LITHOGRAPHIE DE BOEHM ET FILS

ÉDITEURS DU MONTPELLIER MÉDICAL,
IMPRIMEURS DE LA GAZETTE HEBDOMADAIRE DES SCIENCES MÉDICALES.

1887.

DE LA

TUBERCULOSE

DE LA RÉGION ANO-RECTALE

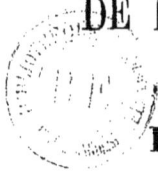

Par Armand CLAROU

DOCTEUR EN MÉDECINE

Interne des Hôpitaux de Nimes (concours Janvier 1886)
Professeur adjoint d'Accouchements à la Maternité du Gard.

MONTPELLIER

TYPOGRAPHIE ET LITHOGRAPHIE DE BOEHM ET FILS

ÉDITEURS DU MONTPELLIER MÉDICAL,

IMPRIMEURS DE LA GAZETTE HEBDOMADAIRE DES SCIENCES MÉDICALES.

—

1887.

INTRODUCTION.

Il y a à peine quelques années que Virchow, combattant les idées de Laënnec, niait la nature tuberculeuse des infiltrations caséeuses. Grâce aux travaux de Grancher, Thaon, Friedlander, Charcot, H. Martin, Malassez, Kiener et Koch, cette question a été définitivement tranchée. Depuis, un grand pas a été fait, et on a pu rattacher à la tuberculose une foule d'autres lésions. On sait à cette heure que les néoplasies tuberculeuses peuvent se développer, non seulement dans les poumons, mais encore dans la plupart de nos organes et de nos tissus, et évoluer parfois sans aucune tendance à la généralisation. C'est surtout depuis que la nature parasitaire et contagieuse de la tuberculose a été mise en évidence que ces *tuberculoses locales* ont été bien étudiées : les cas et les descriptions se sont multipliés à mesure que l'observation est devenue plus éclairée et plus attentive. On les a signalées dans les os, les articulations, les gaînes synoviales, les parenchymes glandulaires (testicule, prostate, mamelle), les ganglions lymphatiques, le tissu cellulaire, la peau, les muqueuses, l'œil, la langue et la région ano-rectale.

L'étude de ces tuberculoses locales est d'autant plus intéressante qu'elles sont formées par des foyers circonscrits, pour la plupart accessibles à l'opérateur et susceptibles par conséquent d'une intervention chirurgicale.

2

Nous nous proposons, dans ce travail, d'attirer l'attention sur les lésions tuberculeuses de la région ano-rectale. La nature de ces lésions passe souvent inaperçue, et il est cependant indispensable de ne point la méconnaitre pour bien diriger le traitement et obtenir des guérisons rapides et certaines. Ainsi, durant notre internat, nous avons vu plusieurs fois des fistules anales ne point cicatriser ou récidiver sur place après l'opération, tout simplement parce que leur nature tuberculeuse était restée ignorée et qu'on n'avait point pratiqué le curage des parois. Il s'en faut de beaucoup que la tuberculose de la région ano-rectale ait été complètement étudiée : c'est ce qui ressortira nettement de notre Historique. Les traités de pathologie externe les plus récents en font à peine mention ; on ne trouve nulle part une description complète. Malgré la rareté des travaux et des observations publiées sur le sujet, les lésions tuberculeuses évoluant à peu près de la même façon dans la plupart des tissus et des régions, les différentes localisations de la tuberculose ayant partout une marche à peu près identique, il nous sera permis, basant notre étude sur la connaissance des tuberculoses locales en général, de donner une description, sinon complète, au moins assez détaillée de la tuberculose ano-rectale.

Il sera donc indispensable, dans un premier chapitre, de donner un rapide aperçu de la tuberculose chirurgicale. Cette étude générale fera comprendre nos descriptions particulières et nous permettra de relier entre elles ces différentes parties d'un même tout.

Le deuxième chapitre sera consacré à l'historique de la question.

Dans le troisième chapitre, nous décrirons les ulcérations tuberculeuses ano-rectales.

Dans le quatrième chapitre, nous étudierons les abcès tuberculeux de l'anus et du rectum.

Dans un cinquième et dernier chapitre, nous étudierons les fistules à l'anus de nature tuberculeuse.

Nous dirons enfin nos Conclusions.

Nous ne saurions commencer ce travail sans exprimer à M. le professeur Tédenat toute notre respectueuse sympathie et notre profonde reconnaissance pour la bienveillance qu'il n'a cessé de nous prodiguer pendant la durée de nos études. Nous devons à cet excellent Maître l'idée de ce travail, et il a mis avec la plus grande obligeance ses observations cliniques à notre disposition.

Merci à notre ami Guibert, qui a bien voulu nous aider dans nos recherches.

DE

LA TUBERCULOSE

DE LA RÉGION ANO-RECTALE

TUBERCULOSE CHIRURGICALE.

Depuis le commencement du siècle jusqu'en 1883, on s'est surtout attaché à l'étude anatomo-pathologique des lésions tuberculeuses ; aujourd'hui, ce point paraît bien établi et l'attention se porte sur la thérapeutique de ces lésions. Ici, l'accord est loin d'être fait : malgré de nombreuses communications faites à la Société de Chirurgie, malgré des travaux multiples parus sur ce sujet, cette question reste encore à l'étude. Comme le disait dernièrement Duplay[1] dans une revue critique, « rien n'est définitif à cet égard, c'est de ce côté que tendent tous les esprits ».

Après avoir rappelé très brièvement nos connaissances sur la nature et l'évolution des lésions tuberculeuses, nous nous efforcerons d'exposer les idées qui guident actuellement la plupart des chirurgiens dans le traitement de ces affections.

La tuberculose est une maladie spécifique, inoculable, parasi-

[1] Duplay ; Arch. gén. Méd., janvier 1887.

taire. Le parasite a été découvert par Roberts Koch, qui a pu le cultiver, l'isoler et produire, par son inoculation, des foyers tuberculeux.

Ses modes d'introduction dans notre organisme sont nombreux. La principale porte d'entrée est la voie pulmonaire, aussi la tuberculose des poumons est-elle très fréquente ; le parasite peut pénétrer aussi par les autres muqueuses (fosses nasales, tube digestif, voies génito-urinaires). Les inflammations chroniques avec desquamation épithéliale, les érosions, les ulcérations, facilitent l'entrée. Enfin l'inoculation du virus des animaux à l'homme ou de l'homme à l'homme, quoique exceptionnelle, n'en est pas moins certaine.

Arrivé dans les tissus, le bacille peut se développer sur place ; plus souvent il est entraîné par la voie lymphatique ou sanguine, et, s'il trouve un terrain propice, il s'y fixe et y forme colonie. L'inflammation et le traumatisme préparent « ces lieux de moindre résistance », où le microbe pullule à son aise.

Quel que soit le point où le bacille ait élu domicile, il provoque, une fois fixé, un travail irritatif qui a pour résultat le *follicule tuberculeux*, dont Köster et Friedlander ont parfaitement décrit la composition histologique, et que Grancher avait bien défini, avant que la nature de la tuberculose ait été démontrée, « une néoplasie inflammatoire à tendance fibro-caséeuse ».

On avait fait autrefois du follicule tuberculeux la caractéristique de la tuberculose. H. Martin a démontré que l'on peut trouver cet élément dans les nodules inflammatoires simples. Aujourd'hui le critérium diagnostique des lésions tuberculeuses est la présence dans le liquide ou les tissus du bacille de Koch. A côté de la recherche microscopique du bacille, il faut placer comme élément de diagnostic l'inoculation du bacille isolé par des cultures successives ou simplement l'inoculation des matières suspectes, à des animaux sains, des lapins ou des cobayes par exemple. Il sera bon, dans ce cas, d'avoir d'autres animaux pour servir de témoins. Néanmoins les inoculations sont longues; le microbe, rare dans le pus et les fongosités, est difficile à apercevoir ; il est souvent besoin de préparations très nombreuses pour le découvrir, et même il peut arriver qu'on ne le trouve pas au milieu de matières dont on ne peut cependant nier la nature tuberculeuse. Aussi dans la plupart des cas faudra-t-il se contenter, pour établir le diagnostic, des renseignements fournis par la clinique sur l'évolution de la lésion et de la présence de la granulation tuberculeuse.

La découverte du bacille a porté un jour tout nouveau sur la thérapeutique des néoplasies tuberculeuses et est venue fortement étayer la doctrine de l'intervention. Le chirurgien, sachant qu'il se trouve en présence d'un foyer virulent, d'un foyer infectieux, ne peut hésiter à le supprimer pour mettre à l'abri l'économie tout entière menacée d'infection.

Cependant, au nom de ce même principe qui semble plaider si fortement en faveur de l'intervention, surgit une objection, d'autant plus sérieuse qu'elle a eu pour défenseur un de nos plus éminents chirurgiens. Voilà un foyer virulent : sa blessure ne va-t-elle pas propager au voisinage ou au loin le principe virulent? Et la nature microbienne, loin de conseiller l'opération, ne crée-t-elle pas ainsi une contre-indication ? M. Verneuil, en 1883, a appelé le premier l'attention, dans une communication faite à la Société de Chirurgie, sur la gravité des opérations pratiquées chez les tuberculeux, et il a montré que ces opérations avaient parfois provoqué l'éclosion d'accidents tuberculeux à distance. MM. Berger et Perrier rapportèrent des faits confirmant la manière de voir de Verneuil. Ces complications ont été signalées depuis, et il faut se demander si le traumatisme ne donne pas un coup de fouet aux lésions coexistantes ou bien si, par l'ouverture de la peau et des vaisseaux, une auto-inoculation n'est pas à craindre.

Quelle que soit l'explication qu'on donne de ces accidents, on ne peut en nier l'existence ; mais leur excessive rareté fait qu'ils ne sont pas une contre-indication. Les complications en question sont en effet peu nombreuses dans les statistiques présentées par Verneuil et se sont présentées dans 6 °/₀ des cas (statistique de Valkers), 9 °/₀ statistique de Neumeister. Ch. Nélaton, relevant les cas d'opérations faites chez les tuberculeux dans les Thèses de Petitot et de Coudray, dans les Mémoires de Poinsot et de Gangolphe, ne trouve guère les accidents signalés que dans 1/5 °/₀. Delorme[1] a publié dernièrement plusieurs observations dans lesquelles, non seulement il n'y a pas eu de complications, mais encore les opérés jouissaient, en général, d'une meilleure santé après l'intervention. Il est donc permis de conclure que la théorie bacillaire et la crainte de la généralisation qui en résulte ne sont pas une source de contre-indication ; seulement, « lorsqu'on pratiquera une opération chez un tuberculeux, on saura que, outre les complications générales auxquelles est exposé tout opéré quel qu'il soit, le tuberculeux a, en outre, à redouter une complication spéciale, dont l'éventualité ne doit pas plus nous lier les mains que la probabilité de l'érysipèle ou de l'infection purulente ne nous empêche d'intervenir chez d'autres sujets[2] » (Ch. Nélaton).

Il est des cas cependant où l'intervention est contre-indiquée. Nous avons vu que le follicule tuberculeux était une néoplasie à tendance fibreuse et caséeuse. Il peut se faire que la première l'emporte sur la seconde, soit que la transformation fibreuse arrive pendant l'évolution même du tubercule, soit qu'elle arrive après la fonte et l'élimination d'une partie des produits. Dans ce cas, le processus est très lent. « Toute granulation qui se développe lentement devient fibreuse et guérit, c'est-à-dire

---

[1] Delorme ; Intervention chirurg. chez tuberc. — Archives Méd. militaire, janvier 1887.

[2] Ch. Nélaton ; La tuberc. chir. Rev. Sc. méd., 1885.

se transforme en un produit scléreux et inoffensif» (Grancher). Quand donc une lésion tuberculeuse évolue lentement, qu'il n'existe pas de réaction inflammatoire, et que l'état général n'est point affecté, le chirurgien doit rester inactif et laisser la nature faire à elle seule l'ouvrage.

Il ne faut pas non plus opérer quand la diffusion des lésions est considérable et la marche de chacune d'elles rapide, ou bien lorsque ce sont les lésions viscérales qui dominent la scène. Le malade ne pourrait en effet bénéficier des bienfaits de l'opération. Il est des cas cependant où la douleur est si violente que la vie devient intolérable, et il faut intervenir, comme dans le cas cité par Petitot[1] dans sa Thèse. Le diagnostic est parfois très difficile ; il n'est pas toujours aisé de faire la part de ce qui revient aux localisations externes ou aux localisations viscérales dans la gravité de l'état général: «La répartition de ces deux influences est toujours délicate, souvent difficile, parfois trompeuse» (Trélat).

Ces deux états pathologiques complètement différents, l'un dans lequel le malade marche vers la guérison, l'autre dans lequel il marche au contraire rapidement vers sa perte, exclus du domaine de la chirurgie, tombent dans celui de la médecine. Une hygiène sévère, un traitement approprié, pourront hâter la guérison dans le premier cas, ou retarder l'issue fatale dans le second. Le traitement médical sera aussi l'adjuvant nécessaire du traitement chirurgical. Dans le cas où toute opération radicale sera exclue et où la suppuration sera abondante, il ne faudra pas oublier les moyens palliatifs, tels que drainage, débridement, désinfection, qui apporteront un grand soulagement aux malades.

A part ces contre-indications, toutes les fois que le chirurgien se trouvera en présence d'une tuberculose locale, externe, ac-

[1] Petitot; Thèse de Paris, 1884. Observ. xxxix.

cessible, il devra intervenir et enlever un foyer qui est une source de suppuration, de douleur, et partant de débilitation, et d'où peuvent partir des colonies qui iront infecter les régions voisines ou l'économie tout entière.

L'intervention doit être hâtive, car l'infection est toujours imminente. Elle doit être, non seulement hâtive, mais énergique. Il faut enlever *le mal* et *tout le mal* et même *au delà du mal* [1] (Petitot). «Lorsque, après l'opération d'une affection tuberculeuse, il se produit une récidive locale, cela n'est pas dû à un état diathésique, mais à l'extirpation incomplète du tissu tuberculeux [2]» (Volkmann).

On s'entourera, pendant et après l'opération, de toutes les précautions antiseptiques nécessaires. Pendant l'opération, il sera bon, à chaque coup de bistouri, de faire tomber sur la plaie une solution antiseptique. Bouilly emploie une solution de chlorure de zinc à 5 °/₀. Les propriétés antiseptiques du chlorure de zinc sont d'un tiers plus fortes que celles de l'acide phénique. On atteindra de cette façon un double but: 1° les micro-organismes de la tuberculose seront détruits ou tout moins rendus inoffensifs ; 2° l'hématose sera assurée. Et si l'on admet que l'auto-inoculation puisse se produire, que le bacille, ayant évolué sur place, puisse pénétrer dans les vaisseaux ouverts par le bistouri et charrié par le sang, aller former d'autres colonies, on aura bien des chances d'être à l'abri de ces accidents, du moment où l'on aura fermé la voie au terrible voyageur et détruit son pouvoir virulent.

Pour le pansement des plaies tuberculeuses, on ne saurait trop recommander l'usage de l'iodoforme, qui est un puissant désinfectant, un anesthésique local, qui active la cicatrisation et qui tue le bacille de Koch ou tout au moins l'empêche de se multiplier (Mickuliez, Marc Sée, Chandelux).

[1] Petitot ; Thèse de Paris, 1884, pag. 56.
[2] Volkmann ; Wiener mediz. Blätter, 1885.

HISTORIQUE.

Depuis Hippocrate, on avait remarqué que la fistule anale coïn-
cidait souvent avec la tuberculose pulmonaire. Andral et Louis
nièrent la fréquence de cette coïncidence, qui fut affirmée par
les chirurgiens. Allingham l'évalue à 14 °/₀ au minimun ; il pense
que dans les services de chirurgie on méconnaît souvent les accidents pulmonaires des porteurs de fistules, et que, inversement,
dans les services de médecine beaucoup de phtisiques ne décla-
rent pas leur fistule, qui est pour eux une affection secondaire
et qui ne les préoccupe pas outre mesure.

La question fut reprise au sujet de l'étude de la phtisie la-
ryngée et de la tuberculisation du tube digestif. Hérard et Cornil [1] avaient remarqué que le pus de certains abcès à l'anus avait
tous les caractères physiques et microscopiques de la matière
caséeuse ; mais ils ne signalent nulle part les ulcérations tuberculeuses ano-rectales. La première observation qui ait paru sur
ce dernier sujet est celle de M. Malassez [2], recueillie dans le service de M. Trélat ; elle a été présentée à la Société anatomique et
a servi de base à la description histologique donnée par M. Cornil dans le *Traité des ulcérations anales* de MM. Péan et Malassez [3]. En 1872, Esmarch publiait un cas observé à Kiel [4]. En 1874,
M. Martineau [5] présenta à la Société médicale des Hôpitaux le
moulage d'un anus tuberculeux, et à la séance suivante M. Féréol
en rapportait deux observations [6]. La même année, M. Lieuville

[1] Hérard et Cornil ; De la phtisie pulmonaire. Paris, 1868.

[2] Malassez ; Bull. Soc. anat., 1871, pag. 12.

[3] Péan et Malassez ; Traité des ulcérations anales. Paris, 1871.

[4] Esmarch ; In Traité de chirurgie de Pitha et Billroth, 1872.

[5] Martineau ; Bull. Soc. méd. Hôpit, 1874, pag. 138.

[6] Féréol ; Bull. Soc. méd. Hôpit., 1874, pag. 159.

présentait à la Société anatomique une pièce recueillie dans le service de Béhier[1] et M. Baudon réunissait dans sa Thèse les quatre cas connus en France[2]. En 1877, M. Molliére fait paraitre son *Traité des maladies du rectum et de l'anus*, dans lequel il dit quelques mots sur l'étiologie et les symptômes des fistules anales des phtisiques, et où il cite une nouvelle observation d'ulcération tuberculeuse ano-rectale et donne une assez bonne description de ces lésions. En 1878, Spillmann, dans sa Thèse d'agrégation[3], donne une description plus complète encore, et la Thèse de Primet[4], parue depuis sur ce sujet, n'y a rien ajouté de nouveau. Pozzi, dans la Thèse de Guerlin[5], pense que la prostate et surtout les vésicules séminales peuvent devenir le siège de tubercules qui bientôt, dépassant les limites de l'organe, envahissent les tissus voisins et déterminent des abcès et consécutivement des trajets fistuleux.

Jusqu'ici on soupçonnait donc la tuberculose ano-rectale, on ne l'affirmait pas encore. Frantz Kœnig[6] est plus affirmatif ; pour lui, « la lésion débute par une ulcération rectale tuberculeuse, et la tuberculose se propage de l'ulcération à l'abcès et à la fistule consécutive. Tous les trajets fistuleux qui sont situés autour de l'anus en plus ou moins grande quantié, ainsi que la peau, qui est décollée, présentent des caractères évidents de l'ulcération tuberculeuse sous forme de granulations miliaires. Du reste, dans le cas où l'on ne trouve pas l'ulcération tuberculeuse du rectum, il n'est pas rare de trouver le trajet fistuleux tapissé de granulations tuberculeuses ».

[1] Liouville ; Bull. Soc. anat., 1874, pag. 585.

[2] Baudon ; Des ulcérations tuberculeuses de la langue et de l'orifice anal. Thèse de Paris, 1874.

[3] Spillmann ; De la tuberculisation du tube digestif. Thèse d'agrég. Paris, 1878.

[4] Primet ; Thèse de Paris, 1880.

[5] Guerlin ; Fistules à l'anus chez les tuberculeux. Thèse Paris, 1878.

[6] Frantz Kœnig. Gottingen, 1881.

Enfin Koch découvre le bacille de la tuberculose : l'attention
se porte sur les tuberculoses locales ; des recherches vont être
faites dans le but de déceler la présence du bacille dans les inflammations de l'anus et du rectum, et ce n'est qu'à partir de ce moment que la tuberculose ano-rectale sera véritablement créée.
Robert Smith [1] est le premier qui ait signalé le bacille tuberculeux
dans le pus d'un abcès de la marge de l'anus chez un phtisique.
En France, le seul travail où soit consignée la recherche du
bacille est l'excellente Thèse de Francou [2], interne des hôpitaux
de Lyon, parue en 1884. Dans ce travail, Francou cite trois
observations d'abcès et de fistules tuberculeuses dans lesquelles il
n'y avait pas de lésions pulmonaires sensibles, et où cependant
on a trouvé le bacille de Koch ; bien plus, les parties contaminées
inoculées à des cobayes ont déterminé de la tuberculose locale
d'abord, puis généralisée. La recherche du microbe dans ces cas
a été faite par M. Gangolphe, chef de clinique chirurgicale, et par
M. Françon, préparateur. Francou donne en outre l'avis de
son Maître, le professeur Tripier, qui croit que certains abcès
de la fosse ischio-rectale, dits idiopathiques, pourraient être
rapportés à la tuberculisation à distance des ganglions lymphatiques, qui se trouve en arrière du rectum. Il conclut que plusieurs
abcès et fistules à l'anus sont de nature tuberculeuse et peuvent se montrer chez un individu sain et indemne de toute autre
manifestation tuberculeuse. Il propose comme traitement des
fistules tuberculeuses l'incision au bistouri, le grattage des parois
avec la curette de Volkmann, et la cautérisation au thermocautère. Pansement avec l'iodoforme et la gaze phéniquée. En 1885,
Volkmann [3], dans un article sur les tuberculoses locales, vient à
parler de la fistule anale tuberculeuse ; il en donne les caractères
distinctifs et conseille de la traiter énergiquement par des incisions

[1] Robert Smith ; British medic. Journ., 30 juin 1883.
[2] Francou ; De la fistule anale, Thèse de Lyon 1884.
[3] Volkmann ; Wiener mediz. Blätter, 1885.

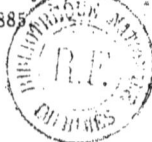

étendues, par le grattage des fongosités, l'excision de la peau malade, l'antisepsie et, en cas rebelle, par la profonde cautérisation au fer rouge. Enfin nous trouvons signalées pour la première fois les *gommes tuberculeuses* de la région ano-rectale dans deux observations qui nous ont été communiquées par notre Maître, M. le professeur Tédenat, et que l'on a trouvera ci-après.

Depuis que nous avons commencé ce travail, nous n'avons pu observer ni ulcérations ni abcès de l'anus et du rectum, et nous avons trouvé seulement un cas de fistule anale. Notre ami M. Guibert, préparateur d'histologie, a recherché le bacille de la tuberculose dans le pus et dans le produit du grattage des parois de la fistule, et il l'a trouvé en petite quantité au milieu des fongosités. M. Guibert a employé pour cette recherche la méthode d'Ehrlich. Le temps nous a manqué pour faire des inoculations.

PREMIÈRE OBSERVATION.

(Communiquée par M. Tédenat.)

Gommes tuberculeuses de la marge de l'anus. Fistules consécutives. — Incision.
— Cautérisation au thermocautère. — Guérison,

Adrien L..., âgé de 40 ans, officier d'infanterie; tempérament lymphatico-sanguin, constitution bonne, a toujours été bien portant. Antécédents arthritiques dans sa famille.

Dans les premiers jours de mars 1882, le malade éprouva quelques vagues douleurs à la partie étroite de la marge de l'anus et y constata la présence d'une tumeur du volume d'un pois, laquelle, augmentant peu à peu, atteignit au bout de cinq à six semaines les dimensions d'une noisette. Les douleurs étant très modérées, A. L... continua son service, étant pourtant gêné pour monter à cheval. La petite tumeur devint alors le siège d'élancements douloureux et s'ouvrit spontanément. Il s'écoula une faible quantité de pus et une petite fistule se produisit au centre de la masse indurée. Comme elle ne communiquait pas avec l'intestin, le médecin du régiment se contenta de cautérisations au nitrate d'argent.

La fistule persistait à la fin de mai, quand une tumeur analogue, dure, peu douloureuse, se produisit sur le côté gauche de l'orifice anal. Elle se fistulisa lentement.

Le 15 juillet 1883, A. L... vint à Montpellier pour demander des soins à M. Tédenat.

La santé générale est bonne. Aucuns signes de tuberculisation pulmonaire. Deux fistules borgnes externes existent, l'une à droite, l'autre à gauche de la marge de l'anus. Elles pénètrent à un centimètre de profondeur dans un nodule dur à la périphérie, un peu ramolli vers le centre, du volume d'une noisette. Il s'en écoule quelques gouttes de pus séreux, mal lié, et la pression fait sortir quelques petits blocs caséeux. Ces nodules sont situés sous la peau, qui glisse sur leur périphérie, mais adhère sur la partie centrale de la tumeur, surtout au niveau de l'orifice fistuleux. Là, la peau est violacée, amincie, un peu décollée.

Une autre tumeur du volume d'un pois existe à la commissure antérieure de l'anus. Elle est dure et non adhérente aux téguments.

La marche des lésions, la forme des trajets fistuleux, la nature du liquide purulent, portèrent le professeur Tédenat à admettre que les lésions étaient tuberculeuses ; mais pour s'arrêter à cette opinion, étant donnée la bonne santé générale du malade, il fallait d'autres preuves. L'examen microscopique les fournit.

Le pus ne contenait pas de bacilles (six préparations) ; mais, en pressant fortement la tumeur, M. Tédenat en exprime quelques gouttes de sang et des détritus caséeux, où il constate la présence de quelques rares bacilles.

25 juillet. Incision médiane de chacun des nodules dont la masse sur la coupe est de coloration gris jaune. — Raclage avec la curette de Volkmann. Cautérisation au thermocautère. Pansement avec la poudre d'iodoforme. Cicatrisation complète le 19 août.

Les débris obtenus par le curage, écrasés et étalés sur une lamelle de verre et traités par le procédé d'Ehrlich contiennent des bacilles en petit nombre.

Au mois de mai 1884, deux nouveaux nodules se produisirent, qui eurent une évolution analogue, permirent les mêmes constatations histologiques et guérirent sous l'influence du même traitement. Depuis cette époque, aucun accident n'est survenu, et A. L..., chef de bataillon, fait son service sans aucune gêne.

Le traitement général a consisté en une bonne alimentation (15 gouttes de teinture iodo-tannique à chaque repas).

Gommes tuberculeuses de l'anus. — Fistule anale inter-sphinctérienne. — Début de tuberculisation pulmonaire. — Guérison des accidents tuberculeux anaux.— Amélioration générale.

Louis F..., propriétaire, âgé de 25 ans. Père et mère bien portants. L. F... a eu dans son enfance de l'impétigo à la face et porte deux cicatrices cervicales laissées par des adénites suppurées. Depuis cinq ou six mois, il tousse, il est un peu amaigri, n'a pas eu d'hémoptysie. Santé générale satisfaisante. Quelques craquements secs, avec expiration rude et prolongée, sous la clavicule droite.

Au mois de septembre 1883, le malade éprouva de la pesanteur et quelques élancements peu douloureux au fondement. Des applications d'onguent populéum, des bains de siège, ne furent pas sans produire quelque soulagement ; après un répit de trois ou quatre semaines, pendant lequel des tumeurs noduleuses parues au début du mal restèrent dures et indolores, les douleurs reparurent vives, et après sept ou huit jours un abcès s'ouvrit à la fois à la peau et dans l'anus. Les souffrances diminuèrent ; depuis lors la suppuration est modérée, mais une autre petite tumeur s'est ramollie et percée.

4 janvier 1884. M. Tédenat constate la présence d'un orifice fistuleux qui s'ouvre sur la moitié gauche de la marge de l'anus à 2 cent. des plis radiés. A son pourtour, la peau, violacée, est décollée. Un stylet pénètre facilement dans le trajet, qui s'ouvre à 2 centim. et demi environ au-dessus de l'orifice anal en traversant les fibres les plus internes du sphincter. — La fistule est entourée d'un manchon épais de tissu dur assez nettement limité. La muqueuse est largement décollée au niveau de l'orifice interne.

Fistule borgne à la commissure postérieure. Elle est profonde de 2 centim. et est creusée dans un nodule du volume d'une petite amande. De ces deux trajets fistuleux sort une faible quantité de pus mal lié, où de nombreux examens microscopiques ne parviennent pas à découvrir de bacilles.

Deux nodules durs, mobiles sous la peau, siègent vers la commissure antérieure.

9 janvier 1885. Incision de la fistule, qui est râclée et cautérisée au thermocautère. Même traitement de la fistule borgne externe et des nodules gommeux, qui commencent déjà à se ramollir. — Pansement avec la poudre d'iodoforme. De temps en temps, attouchements avec la teinture d'iode. La cicatrisation mit deux mois à se faire. Depuis lors le malade, soumis à un traitement convenable (huile de foie de morue, arsenic...), tousse peu, a bon appétit, n'a pas des sueurs nocturnes. L'amélioration de la santé générale coïncide avec un mieux sensible de l'état des poumons.

Dans les débris du râclage, la présence de bacilles assez nombreux a été constatée, surtout dans les nodules non fistulisés.

OBSERVATION III (personnelle).

Antoine S..., 46 ans, cultivateur, entre à l'hôpital Saint-Éloi le 15 mars 1887, dans le service de M. le professeur Dubrueil. On ne note rien du côté de l'hérédité. Ses parents sont morts très vieux ; ses frères n'ont jamais été malades. Lui-même s'est toujours bien porté. Pas d'hémorrhoïdes.

Son affection a débuté, il y a deux mois, par un abcès de l'anus (côté gauche), très volumineux, qui ne détermina qu'une légère douleur, accusée surtout au moment du passage des matières fécales, et qui s'ouvrit spontanément quelques jours après que le malade se fut aperçu de son apparition. Depuis, il a toujours suppuré.

Le trajet fistuleux remonte très haut et ne laisse échapper ni gaz ni matières fécales. On ne trouve pas d'orifice interne ; l'orifice externe est assez large ; tout autour la peau est décollée.

Il s'écoule un pus séreux et mal lié.

A cause de la hauteur du trajet, on ne peut songer à faire l'incision de la fistule au bistouri; aussi le 2 avril le professeur Dubrueil place l'entérotome, après avoir fendu au bistouri l'espace qui sépare l'orifice externe de l'orifice anal.

Quelques jours après, le malade est atteint d'aliénation mentale : ce qui ne nous a pas permis de terminer notre observation.

Nous avons recueilli du pus et des fongosités de ce trajet fistuleux, et M. Guibert, préparateur d'histologie, a constaté, au milieu des débris fongueux, des bacilles tuberculeux en très petite quantité.

ULCÉRATIONS TUBERCULEUSES ANO-RECTALES.

Les lésions tuberculeuses des orifices d'entrée et de sortie du tube digestif présentent entre elles la plus grande analogie. Les ulcérations bucco-pharyngiennes, grâce à leur siège, ont pu être mieux étudiées que les ulcérations ano-rectales, et leur connaissance pourra nous servir de guide dans l'étude de ces dernières. Avant de commencer cette étude, disons qu'il ne faut pas confondre les ulcérations tuberculeuses de la partie inférieure du tube digestif avec ces ulcérations, à qui Spillmann [1] a donné le nom d'*ulcérations de tuberculeux*, et qui ne se rencontrent que chez des individus cachectiques et arrivés au dernier degré de la phtisie pulmonaire. Ces ulcérations sont dues à des pertes de substance par gangrène cachectique ; elles n'ont pas de cachet spécial, tandis que les ulcérations tuberculeuses proprement dites ont une structure qui leur est propre et qui permet de les différencier nettement des autres lésions.

Étiologie. — Les ulcérations tuberculeuses de l'anus et du rectum sont rares. Peut-être cette rareté n'est-elle qu'apparente : ces lésions en effet ne sont pas accompagnées d'un cortège de symptômes bien bruyants, elles évoluent généralement sans provoquer de douleur vive, de sorte que le malade, peu incommodé, n'appelle pas l'attention du chirurgien sur une région dont toutes les lésions d'ailleurs sont réputées honteuses. Plus fréquentes chez l'homme que chez la femme, elles sont rares chez l'enfant et le vieillard et ont leur maximum de fréquence pendant l'âge moyen de la vie.

[1] Spillmann ; Thèse d'agrégation, pag. 186.

Elles peuvent être primitives et se montrer avant toute autre manifestation tuberculeuse, comme dans le cas cité par Mollière [1].

Parmi les *causes*, on peut citer toutes les inflammations, les irritations, les traumatismes de l'anus et du rectum, qui chez un individu franchement tuberculeux ou seulement en puissance de tuberculose seront susceptibles de créer un « *locus minoris resistentiæ* », où le bacille pullulera à son aise. La rectite chronique, l'irritation produite sur l'orifice anal par une diarrhée persistante, l'accumulation des matières fécales dans l'ampoule rectale, peuvent ainsi créer des points faibles, où le parasite produira ses ravages.

Féréol [2] indique la présence d'hémorrhoïdes récentes ou anciennes comme favorisant la formation de l'ulcération tuberculeuse. Dans un cas observé par Esmarch [3], la rupture d'hémorrhoïdes devint le point de départ de l'inflammation spécifique.

Dans un cas de Thiebierge cité dans la Thèse de Primet, la lésion a débuté pendant la grossesse. Peut-être faut-il voir dans la compression du rectum, directement appliquée en arrière de l'utérus, compression favorisée par la constipation habituelle des femmes enceintes, une cause déterminante.

Spillmann n'a trouvé chez aucun malade des habitudes de pédérastie.

Enfin ces ulcérations, non seulement peuvent être dues à une inflammation tuberculeuse, fait même du sujet, du terrain, mais encore peuvent être le résultat d'une inoculation. Tantôt l'inoculation est produite par des matières tuberculeuses fabriquées par le sujet lui-même : ainsi, un crachat avalé par un phtisique, des débris de muqueuse ayant subi la dégénérescence caséeuse et entraînés par les matières fécales, peuvent aller contagionner la muqueuse rectale ou anale. Tantôt l'agent virulent vient de l'ex-

---

[1] Mollière ; Traité des maladies du rectum, 1877, pag. 651.

[2] Féréol ; Bull. de la Soc. méd. des Hôp., 28 mai 1874.

[3] Esmarch ; In Traité de Chirurgie de Pitha et Billroth, 1872.

térieur et est porté directement (instruments souillés par des produits tuberculeux, usage de linges contaminés, etc.), ou bien il est introduit par la voie intestinale (lait provenant de vaches tuberculeuses).

ANATOMIE PATHOLOGIQUE. — Le début de l'affection est marqué par le dépôt de plusieurs granulations confluentes dans l'épaisseur de la muqueuse, à la surface de laquelle elles forment un léger relief. Ces tubercules ne tardent pas à se ramollir, à se liquéfier, et, en s'éliminant, forment l'ulcération tuberculeuse. En même temps que se fait ce travail d'élimination, de nouvelles productions néoplasiques se déposent, en général, dans les tissus voisins, qui pourront à leur tour subir la dégénérescence caséeuse ; et ainsi, par une marche progressive, l'ulcère s'élargira peu à peu et gagnera en profondeur. Enfin, à la surface de l'ulcère se forment des bourgeons charnus, de sorte que son fond est constitué par une couche embryonnaire.

Ainsi créée, l'ulcération tuberculeuse siège tantôt au-dessus du sphincter, tantôt à l'anus.

L'ulcère tuberculeux du rectum présente une forme assez régulièrement arrondie, ses bords sont indurés, ses dimensions ne dépassent guère celles d'une pièce de 2 francs. Il a de la tendance à gagner en profondeur, à creuser, et d'après Curling, en perforant les tuniques intestinales, il devient le point de départ d'abcès et de trajets fistuleux.

Tantôt les ulcérations se produisent sur la muqueuse rectale exclusivement, tantôt elles ne sont que la continuation des lésions qui existent dans les autres parties du tube digestif, lésions qu'on trouvera décrites dans tous les traités de pathologie interne.

Les ulcérations tuberculeuses de l'anus ont des caractères plus tranchés. Elles siègent en partie sur la peau, en partie sur la muqueuse, et peuvent remonter plus ou moins haut sur le rectum. Leur forme varie beaucoup suivant leur âge, suivant leur agglomération. Chez une malade de M. E. Besnier [1], la lésion présentait au début la forme d'une fissure assez petite pour être cachée par un repli de la muqueuse. En général, leur forme est arrondie et leur surface varie, en étendue, entre une pièce de 1 franc et une pièce de 5 francs. S'il y a plusieurs pertes de substance, elles se réunissent et les bords de la plaie sont alors irréguliers. Quelques-unes présentent de grandes dimensions, empiètent largement sur la fesse ou remontent assez haut dans le rectum. Le fond, gris, rosé ou rouge, granuleux, n'est jamais profondément déprimé ni creusé de fissures. Un examen attentif y fait découvrir un semis de points jaunes, d'un volume variant entre celui d'une tête d'épingle et celui d'un grain de millet, parfois abondants, parfois discrets, et seulement au nombre de deux ou trois. Ces points jaunes ont une grande valeur diagnostique, et, de même que les points jaunâtres, bien décrits par Trélat, sur les ulcérations tuberculeuses de la langue, ils impriment un cachet spécial à l'ulcération. Les bords sont pigmentés, violacés, décollés, souvent riches en granulations. La base est souple,. molle : c'est là un caractère distinctif important. Ces ulcérations sécrètent un liquide séro-purulent, clair, jaunâtre et peu abondant. Elles ne saignent pas facilement et une atonie complète les caractérise. Les descriptions d'ailleurs varient beaucoup. Chez une malade de M. Trélat, l'ulcération reposait sur une tuméfaction très nette, mais de consistance moindre que celle qu'on observe dans le cas d'épithélioma ; l'ulcération végétante rappelait l'aspect du cancroïde. Dans un fait publié par Duplay [2], il y avait absence complète de granulations jaunâtres, et ce chirurgien crut avoir affaire à un épithélioma.

Le système lymphatique participe largement au processus tu-

[1] Observation xix. Thèse de Spillmann.
[2] Duplay ; Arch. gén. de Méd., 1882, tom. X, pag. 82.

berculeux ; les vaisseaux lymphatiques de la région sont injectés
de matière tuberculeuse ; les ganglions auxquels ils se rendent
sont blanchâtres, noueux, volumineux et infiltrés de tubercules.

Nous n'avons trouvé nulle part signalée dans les examens histologiques faits jusqu'à ce jour la présence du bacille de Koch.
Sans aucun doute, des recherches ultérieures en démontreront
l'existence, aussi bien dans les ulcérations ano-rectales que dans
celles des autres organes.

SYMPTÔMES. — Le début est insidieux et assez obscur, quelquefois caché par une maladie antérieure telle que des hémorrhoïdes. Dans un cas, l'ulcération présentait à son début des
symptômes analogues à ceux de la fissure à l'anus. Le premier
symptôme qui apparaît est la douleur, qui arrive seulement
lorsque l'ulcération est complètement constituée. Elle varie beaucoup suivant les sujets, suivant le degré et la situation des lésions.
Légère d'ordinaire, elle peut acquérir une assez grande intensité
pour priver le malade de sommeil, comme dans le cas cité par
Esmarch. Elle consiste tantôt en un simple sentiment de gêne,
tantôt en picotements, ou bien c'est une sensation de cuisson et
de brûlure ; parfois elle est lancinante. Elle est surtout accusée
au moment du passage des matières fécales, persiste longtemps
après la garde-robe et est accompagnée de ténesme et d'éprein-
tes ; le moindre mouvement, le plus léger contact, l'exaspère ;
aussi les malades redoutent de marcher et évitent avec le plus
grand soin toute cause de frottement. Les selles sont parfois
sanguinolentes, surtout si les malades sont constipés. Enfin sur-
vient un écoulement séro-purulent, en général peu abondant,
qui tache le linge et l'empèse, comme dans le cas de fistule à
l'anus.

Les signes physiques sont très importants. L'examen direct de
la région peut seul fournir les éléments du diagnostic. Pour

apercevoir la lésion, il suffira seulement, dans certains cas, d'écarter les fesses du sujet. D'autres fois l'ulcération se cache sous les replis de la muqueuse anale, et on doit alors procéder à la manœuvre du déplissement ; cette manœuvre sera opérée avec beaucoup de douceur et de ménagements, afin de ne pas produire d'érosions, ce qui nuirait à la fois au malade et au diagnostic. On peut ainsi voir à une très grande profondeur, surtout si, comme le conseille Mollière [1], «les deux mains de l'explorateur s'employant successivement, l'une maintient le terrain gagné pendant que les doigts de l'autre travaillent à gagner davantage». Il peut se faire que le déplissement simple soit insuffisant ; il faut alors avoir recours à l'usage du spéculum. Suivant les cas, on se servira du spéculum de Barthélemy ou bien de celui de Sims ; ce dernier est en général préférable. Pour bien se rendre compte de la nature de l'ulcération, il est utile de procéder à un lavage destiné à la débarrasser du pus et des matières qui en masquent la surface. On pourra voir alors si l'ulcération possède les caractères que nous avons donnés plus haut, et sur lesquels nous n'avons pas à revenir. L'usage de la loupe est d'une grande utilité dans la recherche des points jaunes. Le toucher enfin pourra venir compléter les renseignements fournis par la vue ; on le pratiquera lentement, avec beaucoup de précaution et d'attention.

L'état général est variable et surtout lié à la localisation pulmonaire concomitante.

La *marche* de l'affection est essentiellement chronique et progressive. La lésion n'a aucune tendance spontanée à la cicatrisation ; bien au contraire, elle tend à gagner les parties voisines.

Diagnostic. — Les caractères des ulcérations tuberculeuses de l'anus et du rectum sont encore trop mal établis pour que

[1] Mollière ; Traité des maladies du rectum et de l'anus. Préface.

l'on puisse aisément poser un diagnostic. Cependant la présence
d'un semis de points jaunes et la coexistence de lésions pulmonaires permettront, dans la plupart des cas, d'affirmer la nature
de la lésion. Enfin la recherche du bacille et l'inoculation, à des
animaux, du pus ou de matières provenant du grattage de ces
ulcérations, pourront lever tous les doutes.

Le diagnostic doit être fait avec plusieurs affections. L'*ulcération de tuberculeux* se distingue par sa marche rapide, par la
profondeur des tissus gangrenés, par le manque de granulations
et la présence d'une aréole inflammatoire tout autour de la
perte de substance.

C'est surtout avec le *chancre mou* que l'on peut confondre les
ulcérations tuberculeuses ano-rectales ; le diagnostic sera basé
sur les caractères différentiels suivants : Le chancre mou siège
rarement sur le rectum, au point, disent MM. Péan et Malassez [1],
qu'on croirait la muqueuse du rectum réfractaire à cet ulcère.
Il est rare qu'il soit isolé, comme l'ulcération tuberculeuse ; il
donne généralement lieu à plusieurs chancrelles de voisinage.
Souvent on aperçoit, à côté de l'ulcération primitive, « une cou-
ronne de chancres folliculaires de petit volume, comme le sont
presque tous les chancres secondaires [2] » (Jullien). Il est constamment accompagné de condylomes (Péan, Malassez, Ler-
moyer). L'engorgement ganglionnaire est considérable, douloureux, avec tendance à la suppuration. Pas de granulations. Enfin,
dans le cas de doute, on aurait recours à l'inoculation, qui dé-
velopperait une érosion ayant tous les caractères du chancre mou.

Le *chancre syphilitique*, par sa base indurée, par sa forme
régulière, par son peu d'étendue, par le chapelet ganglionnaire
auquel il donne lieu, se différencie assez facilement de l'ulcération tuberculeuse.

[1] Péan et Malassez ; Traité sur les ulc. anales. Paris, 1871.
[2] Jullien ; Traité des mal. vénériennes, 1886, pag. 383.

Les *ulcérations tertiaires de l'anus et du rectum* ont pour origine, soit une syphilide ulcéreuse, soit des gommes sous-muqueuses. La syphilide ulcéreuse est rarement limitée à la région ano-rectale ; en général, « elle marque le retentissement périanal d'une poussée généralisée[1] » (Jullien), et on peut trouver sur d'autres points du corps des stigmates de la diathèse. Ces syphilides, en outre, s'accompagnent d'une inflammation circumvoisine qui « engorge les plis anaux, les épaissit, les indure et les transforme en gros bourrelets saillants[2] » (Alf. Fournier). Quant aux lésions gommeuses, elles occupent généralement toute la lumière du conduit, sont profondes, taillées à pic et vite améliorées par un traitement spécifique. Enfin faisons remarquer que les lésions syphilitiques, par un processus pathologique lent mais fatal, amènent la sclérose des parois rectales et conduisent sûrement au rétrécissement, qui au contraire fait bien rarement suite aux ulcérations tuberculeuses.

On peut encore confondre les ulcérations ano-rectales avec les *ulcères variqueux*. Dans les cas simples, la présence d'hémorrhoïdes d'une part et l'absence de tuberculose pulmonaire d'autre part, ou bien l'absence d'hémorrhoïdes d'un côté et les signes de tuberculose pulmonaire de l'autre côté, empêcheront la confusion. Quelquefois les deux affections se greffent l'une sur l'autre, et il est bien difficile alors de dire la part qui revient à chacune.

Enfin le diagnostic doit être fait avec le *cancroïde ulcéré*. Le cancroïde présente des caractères assez nettement tranchés qui permettent de le séparer facilement des affections tuberculeuses. L'ulcère, ici, siège sur une tumeur à gros bourgeons dont la base est indurée et les bords irréguliers. On observe une sécrétion abondante, ichoreuse, fétide ; les hémorrhagies sont fréquentes,

[1] Jullien ; Traité des mal. vénériennes.

[2] Alf. Fourier ; Lésions tertiaires de l'anus et du rectum. (Ann. de Derm. et de Syph., tom. VI, pag. 154, 1875, recueillies par Porac.)

signe de bonne valeur. Le cachet spécial imprimé par la diathèse cancéreuse, la présence en d'autres points de lésions de même nature, l'âge avancé des malades, les antécédents héréditaires néoplasiques, rhumatismaux, un tempérament arthritique, sont tout autant de signes qui éclaireront le diagnostic. En dernier ressort, on pourra examiner au microscope de petits fragments enlevés sur la tumeur et on y constatera la présence d'éléments épithéliaux.

Pronostic. — Le pronostic des ulcères tuberculeux est toujours sérieux. Il est lié à la coexistence d'autres tuberculoses locales ou d'une tuberculose pulmonaire. Primet [1] conclut de ses recherches « que la tuberculose anale n'intervient que pour une très faible part dans la production de la cachexie ». Néanmoins c'est une lésion gênante, parfois douloureuse, et qui est une cause de dégoût et d'ennui pour les malades. Elle peut être le point de départ d'abcès et de fistules, et, si l'on en croit Mollière, elle produirait parfois l'incontinence des matières fécales par destruction des fibres sphinctériennes.

Traitement. — Les indications thérapeutiques varient suivant que la lésion est primitive ou secondaire, suivant les troubles dont elle s'accompagne, selon la gravité des lésions viscérales concomitantes.

Si l'ulcération est primitive, l'indication nous paraît nette, et nous n'hésitons pas à formuler pour les ulcérations tuberculeuses ano-rectales la même règle de conduite que formulait Trélat devant la Société de Chirurgie (séance du 9 novembre 1881) pour la tuberculose linguale primitive.

Il faut intervenir chirurgicalement et extirper la partie malade, dans le double but :

1° De supprimer les souffrances et les troubles fonctionnels ;

[1] Primet; Thèse Paris, 1880.

2° De protéger l'économie contre l'infection partie d'un foyer limité.

Il est permis cependant d'avoir tout d'abord recours à un traitement palliatif. On essayera de modifier l'ulcère par l'emploi de solutions caustiques ou antiseptiques. Dans un cas, Esmarch a employé des lotions avec une solution de nitrate d'argent au huitième ; ces applications avaient d'abord accru la douleur, mais bientôt elle se calma, et elles modifièrent l'ulcération d'une façon si heureuse que la malade quitta la clinique de Kiel, se croyant guérie. Gosselin recommande les applications de bouillie de bismuth. En tout cas, cet essai devra être très rapide, et, dès qu'on aura reconnu l'inefficacité du traitement employé, il faudra songer à enlever le mal.

Pour cela, on peut pratiquer une cautérisation destructive avec l'acide chromique, la pâte de Vienne, ou mieux avec le thermo ou l'électrocautère ; mais nous pensons qu'il est préférable de faire usage du bistouri, avec lequel on peut mieux limiter l'action et qui amène des guérisons plus rapides.

S'il existe des lésions viscérales, et si ces lésions ne sont pas avancées, on est encore autorisé à intervenir : d'autant que l'opération pourra influencer d'une façon très heureuse la marche des lésions pulmonaires, comme dans le cas de Duplay.

Si la lésion se montre comme épiphénomène de la tuberculose viscérale avancée, c'est à l'état général bien plus qu'à l'état local qu'il faudra s'adresser. On cherchera seulement à calmer les douleurs par l'application de suppositoires opiacés ou belladonés, par des pansements à l'iodoforme ou au chloral. Ces deux dernières substances, surtout la première, agiront, non seulement comme calmants, mais comme modificateurs locaux.

Lupus anal tuberculeux. — L'étude du lupus anal tuberculeux était tout indiquée à côté de l'étude des ulcérations tuberculeuses proprement dites. On sait en effet aujourd'hui que le lupus est, dans la majorité des cas, de nature tuberculeuse. Cette opinion, émise depuis longtemps par Friedlander, Köster et d'autres auteurs allemands, fut confirmée en France, en 1880, par Chandelux, qui dans une communication faite à la Société des Sciences médicales de Lyon montra, par l'examen d'un grand nombre de cas, que le lupus est formé de tubercules primitifs subissant ultérieurement la dégénérescence granulo-graisseuse ou la transformation fibreuse. Les recherches de Chandelux furent consignées dans la Thèse d'un de ses élèves, M. Larroque[1]. La même année, Max Schüller[2] provoqua chez des animaux le développement de granulations tuberculeuses en leur inoculant des fragments de lupus. Enfin, en 1881, Doutrelepont[3] constate la présence du bacille de la tuberculose dans sept cas de lupus ; Cornil et Leloir[4] ont repris cette recherche et trouvé aussi le microbe. Puisque généralement, dans les foyers de lupus, on trouve le bacille de la tuberculose ; puisque d'autre part, en essayant d'inoculer le lupus à des animaux, on aboutit à leur communiquer la tuberculose, on est bien en droit de conclure que, dans la majorité des cas, le lupus est de nature tuberculeuse, et comme tel il doit dorénavant prendre rang dans l'étude des tuberculoses locales.

Le lupus anal ne se développe jamais primitivement à l'anus ; il a presque toujours pour point de départ les organes génitaux externes, et la région anale n'est envahie que secondairement ; aussi est-il surtout fréquent chez la femme, où il prend le nom d'*esthiomène*. E. Deschamps[5], dans un remarquable travail, a démontré par des examens histologiques et des faits cliniques

---

[1] Larroque; Thèse de Lyon, 1880.

[2] Max Schüller ; Exper. und Histol. Unsters. über Enstehung und Ursachen der Skrophulosen, etc. Stuttgard, 1880.

[3] Doutrelepont ; Monatschrift fur praktische Dermatologie, 1881.

[4] Cornil et Leloir; Annales de Dermatologie, 1883.

[5] E. Deschamps ; Arch. de Tocologie, 1885.

que l'esthiomène peut être de *nature épithéliomateuse*, de *nature syphilitique* et de *nature tuberculeuse* ; ce dernier est de beaucoup le plus fréquent et fait seul l'objet de notre étude. Il se présente généralement sous la forme *ulcéreuse* ; l'ulcération est le résultat du ramollissement et de la suppuration des tubercules ; elle est plus ou moins étendue, à bords irréguliers et déchiquetés. L'esthiomène peut envahir la cloison recto-vaginale et la détruire, quelquefois même avant que la marge de l'anus ait été envahie : il mérite alors le nom de *perforant* ; mais cette forme appartient plutôt à la syphilis tertiaire. Chose singulière, ces ulcérations évo-luent sans douleur ni élancements, sans menacer directement la vie ni même porter de longtemps atteinte à la constitution. Cette indolence est un des caractères les plus frappants du lupus ano-génital et est signalée par la plupart des observateurs.

Le PRONOSTIC dépend de l'étendue du lupus, de son âge, de l'âge du malade. C'est toujours une affection lente et essentielle-ment chronique. Quand il est bien limité et peu étendu, le pro-nostic est relativement favorable. L'état général n'est jamais compromis par le fait d'un lupus ; bien mieux, s'il faut en croire Marfan, le lupus serait une forme atténuée de tuberculose dont la guérison confère l'immunité pour la phtisie pulmonaire[1]. Ayant recherché l'état des poumons sur des lupiques guéris, Marfan a constaté que, sur onze cas, il n'y avait pas un seul phtisique ; recherchant ensuite la phtisie sur des lupus non gué-ris, il a trouvé deux phtisiques seulement sur soixante et douze malades.

TRAITEMENT. — Le traitement doit être à la fois local et gé-néral.

Pour arrêter l'ulcération et arrêter ses progrès, on a employé la pâte au chlorure de zinc ou la potasse caustique ; de Sinéty

[1] Marfan ; Archives génér. de Médecine, avril et mai 1886.

donne la préférence à cette dernière. L'acide nitrique fumant, le nitrate acide de mercure, les solutions de nitrate d'argent, peuvent aussi donner de bons résultats ; on a encore observé des cas de guérison à la suite de l'emploi quotidien d'une solution d'hydrate de chloral à 5 °/₀.

Un des meilleurs moyens d'action est le grattage à l'aide d'une curette, comme l'a enseigné Volkmann, de Halle. On doit faire choix de curettes assez petites pour permettre d'énucléer les tubercules de leurs loges et ménager les tissus sains. Il faut avoir soin de dépasser les limites de la néoplasie et arriver jusqu'aux tissus sains, ce que l'on reconnaît à la plus grande résistance de ces derniers ; tant qu'il reste quelque point malade, une récidive est à craindre.

On peut encore, pour enlever les tubercules, avoir recours au thermocautère ou au galvanocautère ; ce dernier surtout est recommandé par quelques auteurs.

Enfin les scarifications multiples, telles que les pratique M. Vidal à l'hôpital Saint-Louis, peuvent donner de très heureux résultats, et même, pour M. Morris [1], elles seraient le traitement le plus efficace du lupus tuberculeux. On commencera par anesthésier la partie malade à l'aide d'un mélange de glace et de sel, ou au moyen de pulvérisations d'éther et mieux de bromure d'éthyle. L'opération sera pratiquée à l'aide d'aiguilles tranchantes ; on doit couper dans toutes les directions, de façon à mettre les tissus malades littéralement en hachis. La profondeur des incisions est facilement déterminée par la résistance du tissu sain. A la suite des scarifications, l'hémorrhagie est ordinairement peu abondante, et il suffit, pour l'arrêter, d'appliquer un peu d'ouate ou d'amadou sur la région scarifiée et de faire un peu de compression. L'opération sera renouvelée tous les six ou huit

---

[2] Morris; British medical Journal, 18 août 1883.

jours, et pendant ces intervalles on fera des applications d'iodoforme.

Quelle que soit la méthode employée localement, il ne faudra
pas négliger le traitement général. On ajoutera à une bonne hygiène et à une nourriture substantielle l'usage de l'huile de foie
de morue, de l'iodure de potassium ou de l'iodure de fer. Les
eaux sulfureuses, les bains demer, seront également indiqués.

ABCÈS TUBERCULEUX DE L'ANUS ET DU RECTUM.

Les inflammations tuberculeuses qui se développent autour
de l'anus et du rectum forment, comme les inflammations simples,
deux classes distinctes :
1° Abcès tuberculeux de la marge de l'anus ;
2° Abcès tuberculeux de l'espace pelvi-rectal supérieur.

I. ABCÈS TUBERCULEUX DE LA MARGE DE L'ANUS.

ÉTIOLOGIE. — Les abcès tuberculeux de la marge de l'anus
paraissent rares. Peut-être cette rareté n'est-elle qu'apparente et
due simplement à ce que l'attention des cliniciens ne s'est pas
encore assez portée de ce côté ; il est probable que des recherches
ultérieures permettront de rattacher à la tuberculose une grande
partie des abcès de la marge de l'anus, dits *abcès idiopathiques.*

Ils s'observent surtout chez l'homme, et particulièrement chez
l'homme adulte. D'après Duran-Borda [1], les enfants pourraient y
être sujets, et ces abcès seraient même chez eux une des causes
les plus communes des fistules à l'anus.

Ils peuvent survenir chez un individu en parfait état de santé,
mais le plus souvent ils apparaissent chez des sujets déjà porteurs d'autres manifestations tuberculeuses. — Les conditions
étiologiques de leur développement sont très différentes : ils sont
tantôt *primitifs*, tantôt *consécutifs* à des inflammations tuberculeuses de voisinage.

Les *abcès superficiels* sont dus à la fonte de *gommes tubercu-*

[1] Duran-Borda ; Thèse de Paris, 1882.

leuses, comme le prouvent bien les observations de M. le professeur Tédenat; ils correspondent à l'inflammation tuberculeuse du tissu cellulaire de la région, et forment les *abcès tuberculeux proprement dits*. Comment se développent ces gommes ? Le microbe déposé sur une solution de continuité de la peau ou de la muqueuse est-il entraîné directement, soit par la voie sanguine, soit par la voie lymphatique jusque dans le tissu cellulaire souscutané, sous-muqueux ou ischio-rectal? Cela est possible. L'usage de papier grossier et souillé de matières tuberculeuses agirait dans ce sens. Nous croyons que plus souvent le parasite charrié inerte par le sang se développera dès qu'il aura trouvé un terrain favorable, préparé par le traumatisme ou l'inflammation. Toutes les causes qui, chez un individu sain, produiraient une inflammation simple de tissu cellulaire, produiront, chez un individu infecté par des bacilles tuberculeux, un abcès de nature spécifique, un abcès tuberculeux. Aussi ces abcès pourront être fréquents chez les cavaliers, dont la région anale est soumise à de fréquents traumatismes ; c'est le cas du malade qui fait le sujet de l'Obs. i.

Les *abcès profonds* sont dus à une inflammation tuberculeuse primitive du tissu cellulaire ischio-rectal ou sont *consécutifs* à des adénites ou à des lésions de voisinage, de nature tuberculeuse. L'inflammation tuberculeuse du tissu cellulaire ischiorectal a pour cause déterminante des traumatismes plus violents, coups de pied, séances prolongées sur des selles dures, etc. Dans quelques observations, l'abcès a coïncidé avec la présence d'hémorrhoïdes ; comme on sait combien le follicule tuberculeux aime à se développer sur un terrain vasculaire, il semble qu'il faille conclure de là que les tumeurs hémorrhoïdaires doivent être considérées comme une cause éminemment favorable au développement des abcès tuberculeux de la marge de l'anus. On sait en outre que chez les phtisiques, sujets amaigris et débiles, le tissu sous-muqueux du rectum se relâche et se déchire avec une extrême facilité (Allingham) : peut-être y a-t-il là une cause puissante d'auto-inoculation. Le professeur Tripier fait jouer un grand rôle à la tuberculisation à distance des ganglions lymphatiques qui se trouvent en arrière du rectum; nous partageons entièrement la manière de voir du Professeur de Lyon. La rectite chronique, si fréquente chez les phtisiques, les ulcérations tuberculeuses ano-rectales, favoriseraient cette tuberculisation du système lymphatique. Les abcès profonds peuvent encore être consécutifs à la perforation du rectum par une ulcération tuberculeuse. Enfin les abcès tuberculeux prostatiques ou périprostatiques, les inflammations tuberculeuses des vésicules séminales, peuvent, quoique rarement, fuser dans la fosse ischio-rectale.

ANATOMIE PATHOLOGIQUE. — Les gommes tuberculeuses, ignorées il y a à peine quelques années, et bien connues actuellement grâce aux recherches de Lannelongue [1] et au Mémoire de Josias et de Brissaud [2], ont une histoire anatomo-pathologique identique dans toutes les régions; aussi serons-nous très bref dans la description des gommes de la région ano-rectale. Elles offrent, tantôt la grosseur d'un pois, tantôt les dimensions d'une noisette. Elles se présentent isolées ou réunies en nombre variable, et dans ce cas les unes peuvent être à leur période de crudité, tandis que les autres sont déjà complètement ramollies ou même ont expulsé leur contenu. Ces gommes se ramollissent lentement; le ramollissement se fait du centre vers la périphérie. On connaît le mécanisme d'après lequel la matière puriforme succède à la masse solide, l'abcès à la gomme : « Les cellules des amas folliculaires sont privées de vaisseaux ; l'oblitération des réseaux sanguins est en effet de règle dans les néoplasmes tuberculeux ; les éléments, mal nourris par une imbibition insuffisante, deviennent opaques,

[1] Lannelongue ; Abcès froids et tuberculose osseuse, 1881. — Abcès froids transformés en kystes.

[2] Brissaud et Josias ; Des gommes scrofuleuses et de leur nature tuberculeuse in Revue mens. de Méd. et de Chirurg., octobre et novembre 1879.

se remplissent de granulations graisseuses, se ramollissent, se fragmentent et se transforment en un liquide séro-purulent dont la quantité s'accroît au fur et à mesure que la mortification détruit la tumeur [1] » (Reclus). A ses limites s'édifie une paroi de structure particulière ; l'abcès est constitué.

Que l'abcès soit primitif ou secondaire, au bout de quelque temps d'existence il se revêt constamment d'une membrane pyogénique qui peut atteindre plusieurs millimètres d'épaisseur. Trois couches la constituent : 1° une surface fongueuse de bourgeons charnus ; 2° une couche de granulations grises ; 3° une couche fibreuse ou membrane limitante formée par le tassement du tissu cellulaire encore sain. Sur cette membrane existent des dépressions en doigts de gant, des culs-de-sac. Les granulations tuberculeuses déposées dans cette paroi ne tardent pas à subir le même sort que la néoplasie tuberculeuse primitive ; elles se fondent à leur tour, et la paroi est ainsi détruite. En même temps que se fait cette destruction de la paroi ancienne, se forme une nouvelle paroi qui ne tardera pas à se liquéfier elle-même, et ainsi de suite. Grâce à cette destruction incessante de la paroi ancienne, l'abcès grandit ; les culs-de-sac forment des prolongements qui peuvent devenir le point de départ d'abcès secondaires. Le tissu environnant, sauf une légère induration de réaction, est presque toujours sain.

La cavité ainsi formée est simple ou multiloculaire. Elle est généralement traversée par des brides fibreuses, par des vaisseaux, des nerfs qui ont échappé au travail destructif. Quand il existe plusieurs loges, elles sont séparées par des diaphragmes celluleux et communiquent entre elles par des orifices plus ou moins rétrécis.

Le contenu est un pus liquide, blanchâtre, tenant en suspension

[1] Reclus ; Manuel de Path. ext. 1885.

des particules solides, des flocons blancs ou jaunes ; il exhale parfois une odeur de matières fécales et peut être mêlé à des gaz.

La barrière que la peau oppose au processus tuberculeux dure assez longtemps ; puis peu à peu elle s'amincit, elle devient rosée, jaunâtre, violacée, et se rompt. Le pus se fait jour vers l'extérieur ; une fistule est constituée. Plus rarement l'abcès vient s'ouvrir dans le rectum.

Symptômes et diagnostic. — On n'aura que très rarement l'occasion d'observer des gommes tuberculeuses dans la région ano-rectale à leur période de crudité, rarement aussi l'attention du chirurgien sera appelée sur l'abcès tuberculeux lui-même ; ce qu'on observera surtout, c'est le reliquat de l'abcès, c'est-à-dire la fistule. Il faut cependant connaître les caractères distinctifs qui différencient ces lésions et peuvent permettre de porter un diagnostic.

A leur période de crudité, les gommes tuberculeuses ano-rectales se présentent sous la forme de nodules sphériques, réguliers, nettement circonscrits, rappelant les dimensions d'un pois ou d'une olive, durs et résistants au toucher, roulant facilement sous le doigt qui les comprime. Elles sont appréciables quelquefois sous la peau ; plus souvent, pour les découvrir, il est besoin d'un toucher rectal attentif. A cette période, elles incommodent peu les malades ; elles évoluent lentement et sans provoquer de douleur. — On ne les confondra pas avec les gommes syphilitiques, fréquentes dans cette région : l'absence d'autres signes de vérole, l'action négative ou au moins très lente de l'iodure de potassium donné par doses massives et progressives, 1, 2, 3, 4 à 6 gram. par jour, la coexistence d'autres manifestations tuberculeuses, assureront le diagnostic. On ne les confondra pas non plus avec les bosselures veineuses qu'on rencontre chez les hémorrhoïdaires et qui sont plus irrégulières, plus superficielles, et sont accompagnées de selles sanguinolentes.

A mesure que ces tumeurs augmentent de volume, leurs caractères se modifient, et elles entrent alors dans la période de ramollissement. La tumeur est moins mobile, sa consistance moins ferme ; si elle est superficielle, la peau éprouve des modifications successives : elle devient rosée, violacée. Si à ce moment on pratique la palpation, on provoque une douleur légère et passagère et on constate une pseudo-fluctuation.

L'abcès, une fois constitué, présente à peu près les mêmes symptômes que les abcès de nature purement inflammatoire. L'abcès tuberculeux néanmoins évolue progressivement et plus lentement, il est indolent ou accompagné d'élancements peu douloureux, accusés surtout au moment de la défécation ; il ne provoque jamais de réaction inflammatoire, et enfin il se montre principalement chez des sujets déjà porteurs d'autres lésions de même nature. Ces signes distinctifs permettront de soupçonner la nature tuberculeuse de l'affection.

Le diagnostic ne pourra être sûrement porté que lorsque l'abcès aura été ouvert. Il faudra tenir grand compte des caractères macroscopiques du pus, séreux, mal lié, et tenant en suspension des débris caséeux ; mais le critérium diagnostique sera fourni par l'examen microscopique, qui décèlera dans le pus ou le produit du grattage des parois de l'abcès la présence du bacille de Koch. On se rappellera que le bacille est rare dans le pus et qu'il faut surtout le rechercher au milieu des fongosités.

Lorsque la nature spécifique de l'affection aura été définitivement admise, il faudra déterminer son point d'origine. L'abcès est-il né dans le tissu cellulaire ? Provient-il d'une ulcération tuberculeuse ano-rectale ? Est-il sous la dépendance de la tuberculisation de la prostate ou des vésicules séminales ? Toutes questions auxquelles un toucher rectal attentif, un examen au spéculum, permettront de répondre.

Pronostic. — L'abcès tuberculeux de la marge de l'anus est d'un pronostic très sérieux ; la crainte de la généralisation, la marche envahissante de l'affection, les fistules interminables qui lui succèdent, justifient les craintes que doit exprimer le chirurgien dès le début. Un traitement institué de bonne heure et bien dirigé peut néanmoins diminuer considérablement la gravité du pronostic.

Traitement. — Les efforts du chirurgien doivent tendre vers deux buts : 1º Prévenir la formation d'une fistule ; 2º Détruire le parasite et l'empêcher de reparaître.

On atteindra ce double but par une intervention hâtive et énergique. Il faut éviter l'ouverture spontanée de l'abcès : le pus venant baigner les bords de la plaie, le malade ne pourrait bénéficier des bienfaits de la méthode antiseptique, et une auto-inoculation serait à redouter. L'intervention doit être énergique, c'est-à-dire qu'il faut enlever tout le foyer tuberculeux ; si l'extirpation est incomplète, une récidive est toujours à craindre.

L'abcès sera largement ouvert ; l'incision peut être faite avec le bistouri ou le thermocautère (nous donnons la préférence au premier); elle sera dirigée suivant le rayon d'une circonférence dont l'anus serait le centre. Dans les cas simples, il faudra respecter l'anus ; mais, si l'abcès s'est ouvert dans l'anus ou menace de le faire, on incisera l'anus et la paroi rectale. On détruit ensuite avec les doigts et les ciseaux toutes les brides qui se trouvent dans le foyer, on fait disparaître tous les prolongements de façon à avoir une plaie plate. Lorsqu'on est certain d'avoir débridé tous les clapiers, détruit tous les culs-de-sac, on gratte les parois avec la curette de Volkmann. De temps en temps pendant l'opération, on fait tomber sur la plaie une solution antiseptique, solution de chlorure de zinc à 5 °/₀ ou bien solution phéniquée forte 5/100. L'opération terminée, on fait avec la même solution un bon lavage de la plaie et on tâche de la débarrasser de tous les caillots, de tous les débris qui s'y trouvent. Ce lavage terminé, s'il existe quelques points qui saignent ou quelques parcelles de tissu tuberculeux qui n'ont pas été atteintes par la curette, on les touche avec le Paquelin et on procède au pansement.

La poche ayant été soigneusement drainée de façon que l'écoulement des liquides soit parfaitement assuré, on saupoudre, au moyen d'un insufflateur, de poudre d'iodoforme toutes les surfaces cruentées, ou bien on fait tomber sur elles de l'éther iodoformé ; on est plus sûr par ce dernier moyen de recouvrir d'iodoforme tous les points de la plaie. On bourre ensuite la cavité de gaze iodoformée : la gaze doit déborder et recouvrir complètement la plaie ; on applique par dessus de la gaze ou du coton hydrophile trempé dans une solution de sublimé 1/2000, du mackintosh et une épaisse couche d'ouate ; le tout est maintenu par un bandage en T. Ce pansement mixte, pansement antiseptique humide et pansement ouaté, est le pansement adopté par le professeur Tédenat, qui en obtient de très heureux résultats. Sous lui, les plaies cicatrisent vite et sans suppuration, si toutes les précautions antiseptiques ont été bien prises. Les pansements seront aussi rares que possible. — Le professeur Tripier (de Lyon) introduit dans le rectum un gros tube de caoutchouc préalablement entouré à sa partie moyenne de gaze iodoformée, de façon à lui donner la forme d'un fuseau ; la partie inférieure du tube doit émerger en dehors du pansement, la partie moyenne recouverte de gaze doit être en contact avec la plaie. Ce tube a pour avantage de rendre l'occlusion complète, d'empêcher le contage par le rectum et en outre de faire de la compression. Pour l'introduire, car son introduction n'est pas toujours commode, M. Tripier se sert d'un instrument qu'il a fait construire sur le modèle du dilatateur-gouttière, et qu'il appelle : *dilatateur rectal.*

Au traitement chirurgical on joindra un traitement médical approprié, sur l'importance duquel il n'est pas besoin d'insister.

II. ABCÈS TUBERCULEUX DE L'ESPACE PELVI-RECTAL
SUPÉRIEUR.

Au point de vue étiologique, on peut diviser les abcès tuberculeux de l'espace pelvi-rectal supérieur en deux classes :

1° Les *abcès de la région antérieure*, qui reconnaissent pour causes des affections tuberculeuses génito-urinaires : abcès tuberculeux prostatiques et périprostatiques, lésions tuberculeuses des vésicules séminales de la vessie ;

2° Les *abcès de la région postéro-latérale* ont pour origine une ulcération tuberculeuse du rectum, ou bien une adénite tuberculeuse ; quelques-uns reconnaissent pour cause une ostéite tuberculeuse du sacrum ou encore une sacro-coxalgie [1] (Peyrot).

Nous pourrions répéter ici ce que nous avons dit sur les *symptômes* et le *diagnostic* des abcès tuberculeux de la marge de l'anus.

Le PRONOSTIC est forcément grave, car ces abcès sont presque toujours liés à une lésion tuberculeuse de voisinage, sur laquelle le chirurgien ne peut pas exercer son action, et la formation d'une fistule de même nature est inévitable.

On sera donc obligé, la plupart du temps, de se contenter du traitement général. Si le chirurgien est appelé à temps, il devra pratiquer de bonne heure l'ouverture rectale, ainsi que Segond l'a conseillé et pratiqué dans les inflammations prostatiques et périprostatiques. On drainera et on essayera de modifier les parois par des injections d'éther iodoformé.

[1] Peyrot ; Traité de Path. ext., 1885, pag. 675.

FISTULES A L'ANUS DE NATURE TUBERCULEUSE.

Comme les abcès tuberculeux de l'anus et du rectum, auxquels elles font suite, nous diviserons les *fistules à l'anus de nature tuberculeuse*, en :

1° *Fistules pelvi-rectales inférieures ;*

2° *Fistules pelvi-rectales supérieures.*

Nous dirons quelques mots à part sur les *fistules tuberculeuses ostéopathiques.*

I. FISTULES PELVI-RECTALES INFÉRIEURES.

ÉTIOLOGIE. — L'abcès tuberculeux de la marge de l'anus est toujours la cause première de la fistule ; nous renvoyons donc au chapitre de l'Étiologie de ces abcès.

Pour les Allemands, ces fistules ne seraient pas rares, car ils admettent volontiers que la plupart des fistules sont dues à des tubercules périrectaux suppurés. — Faisons remarquer qu'ici la nature tuberculeuse de la fistule est la principale cause qui s'oppose à la cicatrisation.

ANATOMIE PATHOLOGIQUE. — La fistule tuberculeuse succédant à un abcès tuberculeux, les parois de la fistule ne sont autre chose que les parois de l'abcès qui lui a donné naissance. Nous retrouvons donc dans les parois de la fistule les trois mêmes couches ; le mécanisme de la suppuration est le même ; on retrouve encore ici les mêmes culs-de-sac. Si l'on n'intervient pas de bonne heure, ceux-ci s'agrandissent, forment des prolongements, des trajets multiples, de véritables galeries analogues à celles d'un terrier de lapin (Allingham) : les unes sont sous-cutanées, les autres sous-musculaires. On a ainsi des clapiers, des collections qui se vident mal et qui, en s'ouvrant à l'extérieur, donnent naissance à des orifices multiples. On peut observer toutes les variétés qu'offrent les fistules ordinaires. Les orifices sont en général plus larges que dans ces dernières. L'orifice externe présente sur ses bords une aréole bleuâtre, violacée, entourée d'une zone rose. Cet aspect caractéristique se retrouve dans toutes les suppurations tuberculeuses et il est dû à l'envahissement insensible de la peau par les follicules tuberculeux[1] (Poulet et Bousquet). Le pus qui s'écoule n'est pas, en général, très abondant; il est séreux, mal lié, renferme des détritus caséeux, il est parfois mêlé à quelques gouttes de sang. — A part ces lésions, on trouve en général de la rectite chronique.

SYMPTÔMES ET DIAGNOSTIC. — Les fistules pelvi-rectales inférieures tuberculeuses présentent les symptômes des fistules non spécifiques; elles s'en distinguent par l'abondance des fongosités, par le décollement étendu de la peau et de la muqueuse, par la largeur des orifices, par l'existence au pourtour de l'orifice externe de l'aréole, dont nous avons parlé plus haut, par les abcès sinueux qu'elle provoque autour d'elle. Chez un individu porteur d'une fistule, l'existence d'une tuberculose pulmonaire doit faire songer à la possibilité d'une fistule tuberculeuse. Enfin l'examen microscopique du pus ou des fongosités, les inoculations du produit du grattage des parois, permettront de porter à coup sûr un diagnostic.

La MARCHE de la maladie est chronique et progressive.

Le PRONOSTIC est relativement grave. L'étendue des lésions, la gêne et la douleur qu'elles provoquent, la suppuration intarissable qu'elles entraînent, peuvent gravement compromettre

[1] Poulet et Bousquet ; Traité de Pathologie externe.

l'état général. S'il existe d'autres manifestations tuberculeuses, leur marche peut être activée ; si la fistule est primitive, l'organisme est dans un danger permanent d'infection d'autant plus à craindre que le malade sera plus débilité.

INDICATIONS ET CONTRE-INDICATIONS. — Nous n'en sommes plus au temps où, la tuberculose étant mal connue, on accusait l'intervention chirurgicale d'activer la marche des lésions préexistantes, de supprimer un émonctoire pour les humeurs peccantes, et d'être inutile parce qu'il était impossible d'obtenir la cicatrisation de la plaie (Velpeau). Tout le monde aujourd'hui convient de la nécessité d'opérer la fistule anale chez les tuberculeux. Les préceptes généraux exposés à propos du traitement des tuberculoses locales sont applicables à la fistule anale tuberculeuse.

Si la fistule est primitive, il faut intervenir afin de détruire un foyer qui peut être le point de départ de tuberculoses secondaires ou de tuberculose aiguë

Si la fistule coexiste avec une lésion pulmonaire à son début, à marche lente, apyrétique, non compliquée d'autres localisations tuberculeuses, il faut encore opérer, et opérer le plus tôt possible, Dans bien des cas, on pourra observer après l'opération une amélioration de la lésion pulmonaire ; c'est ce que prouve l'Obs. II.

Lorsque les lésions pulmonaires sont plus avancées et qu'il existe des localisations multiples de l'affection, on n'interviendra que s'il y a des complications locales (rétention du pus, abcès à répétition) pouvant aggraver l'état général. On se contentera de moyens palliatifs tels que débridement, drainage, désinfection. Les injections d'éther iodoformé seront utilement employées : on pourra ainsi amener la cicatrisation de petits trajets et le retrait des cavités suppurantes. Si l'on ne guérit pas le malade, on arrivera tout au moins à le soulager et en tout cas à le consoler.

Il est des cas cependant où il faut intervenir même avec des

lésions pulmonaires avancées, et ces cas sont indiqués par la pré-
dominance de la lésion locale. La gravité de la fistule est une
indication si pressante que, même les partisans de la doctrine
humorale, veulent qu'on intervienne dans ce cas. « Si la fistule
est très profonde», dit Peter, «très douloureuse et abondamment
suppurante, il faut l'opérer, même chez un tuberculeux ; car
elle est pour le malade une cause de suppuration qu'il importe
de supprimer [1]. Il faudra compter aussi avec le moral du sujet.
Allingham insiste par des faits sur les bons résultats obtenus
chez des malades découragés. Dans tous les cas, il faudra opérer
dans un moment où il n'y aura pas de poussée tuberculeuse, ce
que l'on reconnaîtra à l'absence de fièvre ; on choisira une bonne
saison ; enfin, on mettra l'opéré dans les meilleures conditions
hygiéniques et thérapeutiques possibles.

Il semble inutile de dire que dans les dernières périodes de
la phtisie, lorsque le malade ne peut plus vaquer à ses affaires,
qu'il est obligé de s'aliter, et que l'évolution rapide des lésions
fait entrevoir une mort prochaine, toute intervention serait cou-
pable. Les malades eux-mêmes, comme le dit Mollière [2], savent
très bien que la phtisie est la principale contre-indication opéra-
toire.

Si le malade a des sueurs profuses, s'il est en proie à un état
fébrile persistant que ne peut pas expliquer la lésion locale, une
granulie s'accomplit ou se prépare, il faut absolument s'abstenir.
L'intervention pourrait donner le coup de fouet fatal à la poussée
tuberculeuse.

Quelques chirurgiens ont peur que la perte de sang n'affai-
blisse trop un malade, déjà débilité par une phtisie pulmonaire ;
mais il est facile d'éviter cette perte par l'emploi du thermocautère. — Une objection plus sérieuse a été faite chez les tubercu-

[1] Peter ; Leçons de Clinique médic., 3ᵉ édition, 1882.
[2] D. Mollière ; Traité des maladies du rectum et de l'anus, pag. 125.

leux avérés. Il est à craindre qu'en condamnant brusquement un homme qui était habitué à vivre au grand air, à rester couché dans son lit au milieu d'un air confiné et parfois vicié comme celui de nos hôpitaux, on ne favorise l'éclosion de terribles accidents. Le séjour prolongé au lit prédispose aux congestions passives des poumons, amène la perte de l'appétit, débilite le malade, et prépare ainsi un terrain sur lequel le processus tuberculeux aura une marche rapidement mortelle. Mais disons d'abord, pour répondre à cette objection, que la fistule anale n'exige pas un séjour bien prolongé au lit. En tout cas, s'il survenait des craintes, on en serait quitte pour faire lever plus tôt ses malades ; la réparation de la plaie sera peut-être ainsi un peu retardée, elle n'en sera pas moins certaine.

Traitement. — L'opération comprend deux temps : 1° l'incision des trajets fistuleux ; 2° l'enlèvement de tous les produits tuberculeux. — L'incision sera faite comme dans l'opération de la fistule simple. On se servira du bistouri ou du thermocautère. Ce dernier est surtout indiqué dans les fistules multiples, qui exigent des débridements nombreux, ou dans le cas de fistules très élevées, alors que l'on craint des hémorrhagies considérables ou bien encore lorsque les fongosités sont très abondantes. Le thermocautère a l'avantage d'être à la fois un agent hémostatique et antiseptique ; mais il a le grave inconvénient de rendre la guérison plus lente. D'ailleurs, si à chaque coup de bistouri on a le soin de faire tomber sur la plaie une solution antiseptique concentrée, on diminuera la perte de sang et on aura des incisions parfaitement aseptiques. Après avoir détruit toutes les brides et tous les prolongements, on procédera au grattage du trajet avec la curette de Volkmann et on ne s'arrêtera que lorsqu'on sera arrivé sur les tissus sains. L'hémorrhagie est généralement insignifiante, et facilement arrêtée avec le fer rouge ; avant de procéder au pansement, il faut s'assurer que l'hémostase est parfaite. La plaie sera pansée comme s'il s'agissait d'un abcès tuberculeux. Si la plaie restait atone, s'il survenait des décollements, la profonde cautérisation au fer rouge modifierait ces cas rebelles.

II. FISTULES PELVI-RECTALES SUPÉRIEURES
DE NATURE TUBERCULEUSE.

La description que nous avons faite des abcès tuberculeux de l'espace pelvi-rectal supérieur nous permettra d'être très bref sur les fistules qui leur font suite. — Ces fistules sont généralement borgnes externes. Elles sont presque toujours sous la dépendance d'une lésion tuberculeuse de voisinage ; aussi sont-elles reléguées au second rang, et le chirurgien doit-il s'occuper surtout de la lésion qui leur a donné naissance.

On insistera surtout sur le traitement général ; comme traitement local, il faudra souvent se contenter d'injections d'éther iodoformé ; si l'on intervient, on fera la section lente du rectum avec l'entérotome à branches parallèles de Richet, préférable à celui de Dupuytren (Peyrot) et on touchera les fongosités avec le fer rouge.

FISTULES TUBERCULEUSES OSTÉOPATHIQUES.

Les os qui forment le bassin sont quelquefois le siège de tubercules ; ces tubercules peuvent s'altérer, devenir jaunes, caséeux, se liquéfier et constituer un abcès qui parfois se fait jour au périnée et forme ainsi une fistule dont les parois sont farcies de tubercules miliaires. Le trajet de cette fistule conduit sur un os dénudé ; sa direction est oblique de dedans en dehors. La pression sur le point du squelette siège de l'ostéite tuberculeuse est douloureuse. Le pronostic de ces fistules est lié à l'affection osseuse, et leur guérison subordonnée à celle de l'os. — Le traitement consiste dans l'évidement de l'os et le grattage de la fistule.

CONCLUSIONS.

Il existe dans la région ano-rectale des ulcérations, des abcès et des fistules de nature tuberculeuse ; c'est ce que démontre nettement l'examen microscopique de ces lésions.

La nature de ces lésions est souvent méconnue, et elles paraissent rares, parce que l'attention des cliniciens ne s'est pas assez portée de ce côté ; il est probable que leur fréquence augmentera à mesure que se multiplieront les recherches.

Les indications d'intervention sont les mêmes que dans la plupart des tuberculoses locales.

L'opération de choix pour le traitement des abcès et des fistules est l'ouverture au bistouri, complétée par le grattage des parois avec la curette de Volkmann, et la cautérisation au thermocautère.

Le meilleur pansement est le pansement antiseptique humide (poudre d'iodoforme, gaze iodoformée, gaze ou coton hydrophile trempé dans une solution de sublimé, mackintosh) uni au pansement ouaté.

Lorsque l'opération de la fistule est contre-indiquée, le drainage, les débridements dans le cas de rétention du pus, les injections d'éther iodoformé, sont indiqués, mais le résultat n'est pas certain.

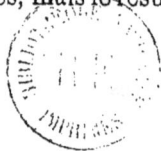